こどもは、学校に行くようになるまでの間に、心と体の成長とともにはみがきの習慣を身につけていくものです。クイントはみがきえほんシリーズでは、こどもの成長を 3 つの段階に分け、えほんを通して、のびのびとはみがきの習慣を理解させようとしています。本書はその 1 ステップ、0 歳から 3 歳（4 歳)のこども向けの絵本です。

おもしろく
読んであげてください

　こどもにとって、絵本の読み聞かせはとても大切なことです。

　心をこめて読んでやると、大好きな本になります。好きになると何回も読んでもらいたくて持ってきます。お母さんのリズミカルで優しい読み聞かせが、大好きなのです。

　何回も同じ話を聞いてこどもは成長していくのです。大人の都合など全く考えないでせがむのがこどもです。

　こどもの将来を考えてくりかえし心をこめて読んであげてください。そしてこの絵本のシリーズの効果を見とどけてください。

（丸森賢二）

クイント はみがき えほん〈Ⅰ〉

監修/丸森賢二　絵・文/北村 治

新装版

あぁ いそがしい

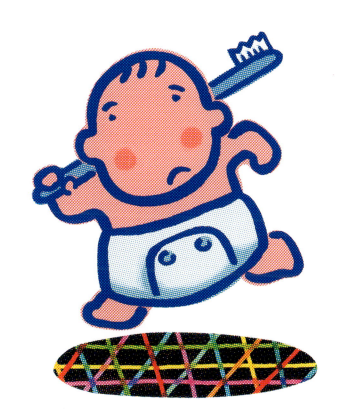

クインテッセンス出版株式会社

じろうくん
はぶらしを
もつと
いそがしい。

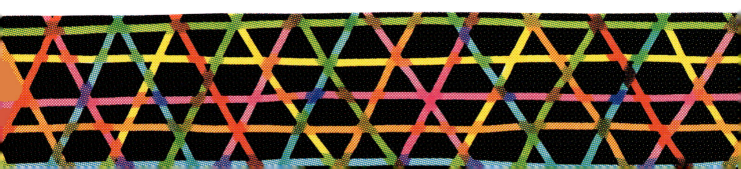

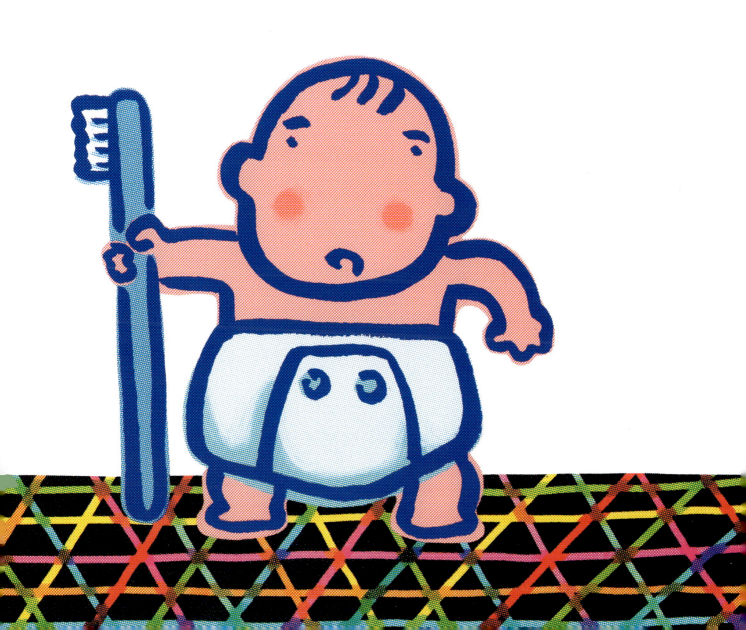

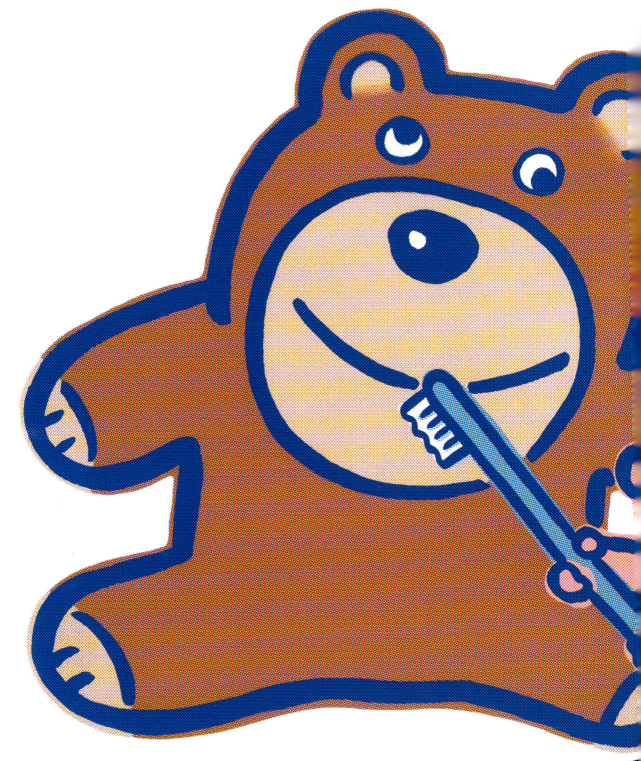

くまさんの
おくちを
さっさかさ。

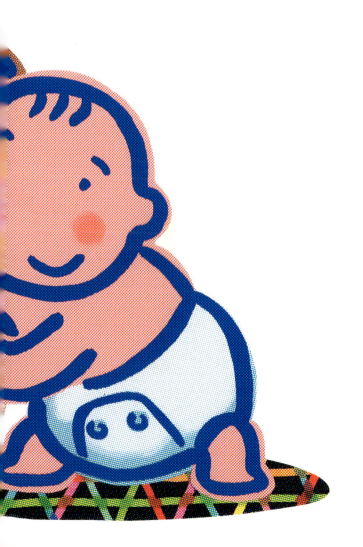

ふえを
ふきましょ
ぽはっぷ
ぴーぽー。

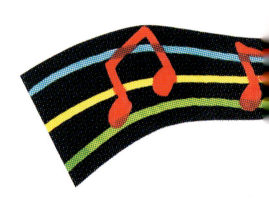

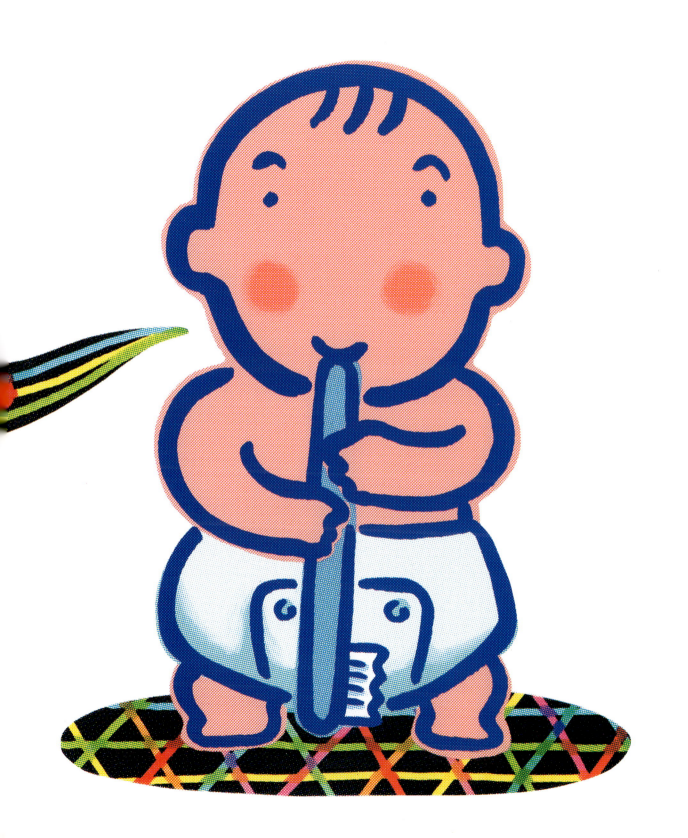

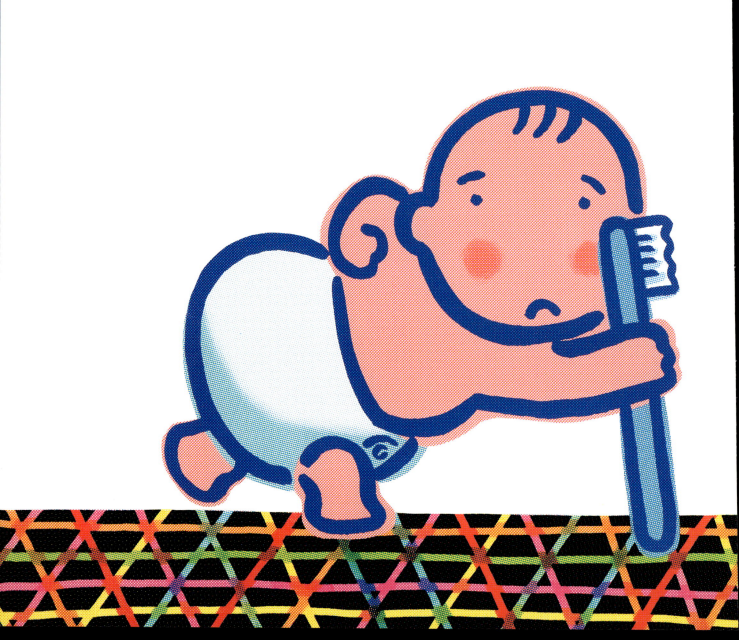

つえを
ついてる
おばあさん。

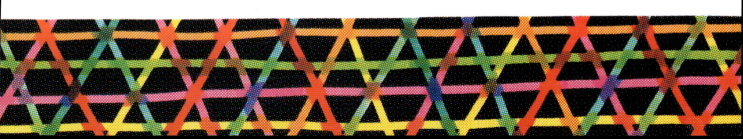

ひげです。

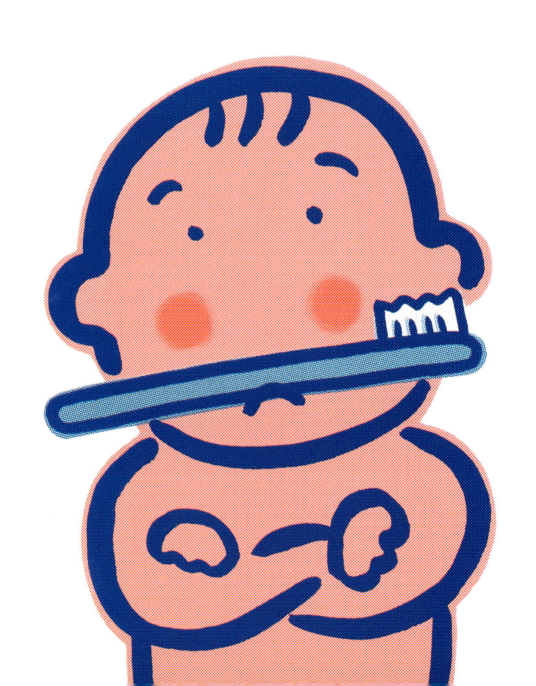

ちょんまげです。

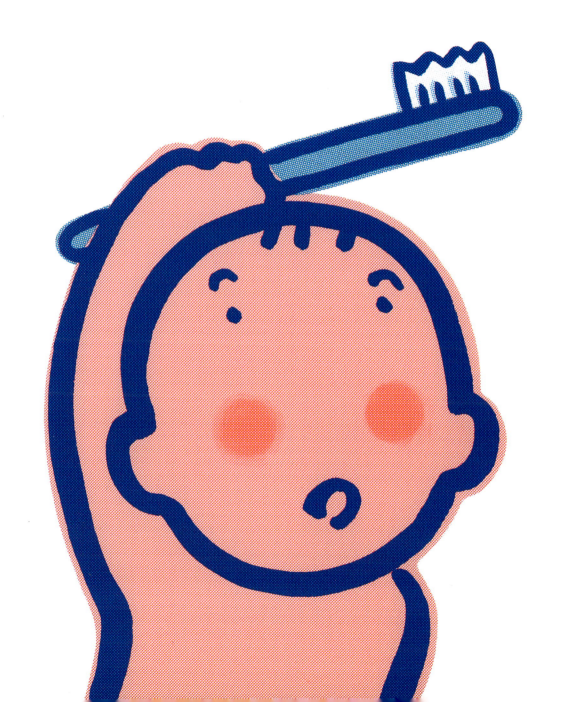

おーけすとらの
しきしゃだよ。

ああ
いそがしい。

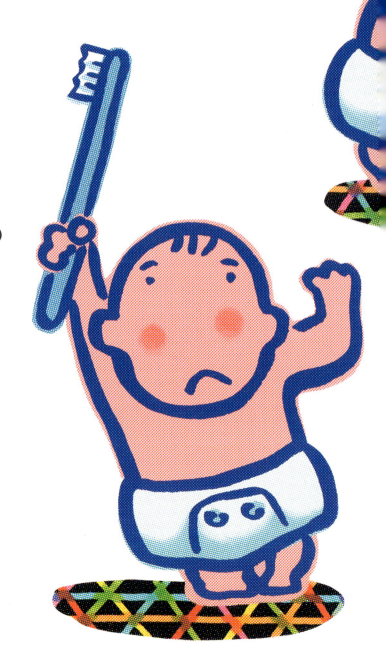

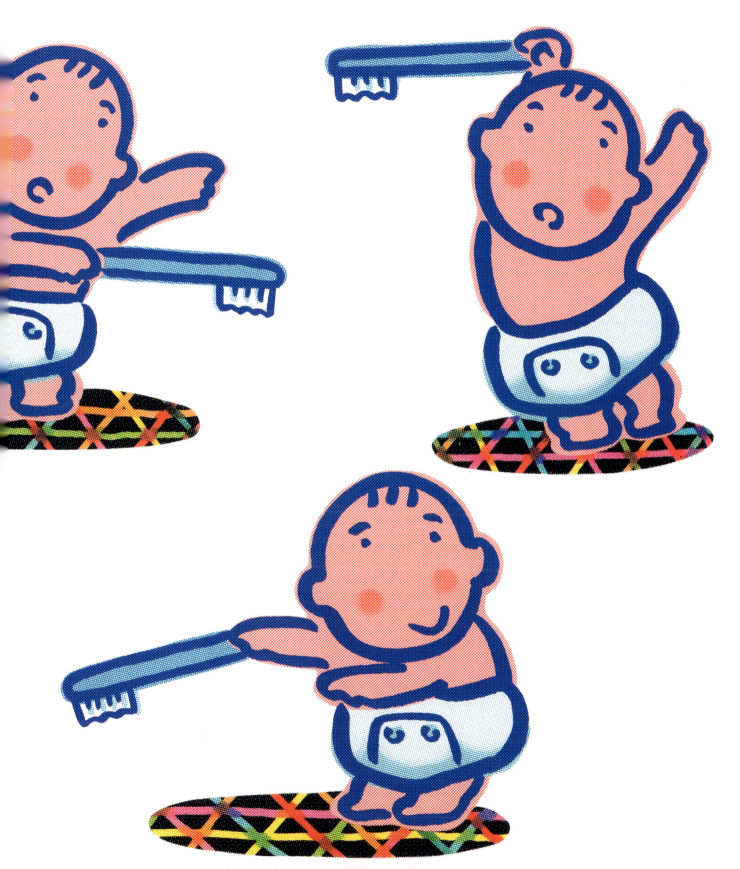

まほうつかいが
そらをとぶ
びゅ〜ん。

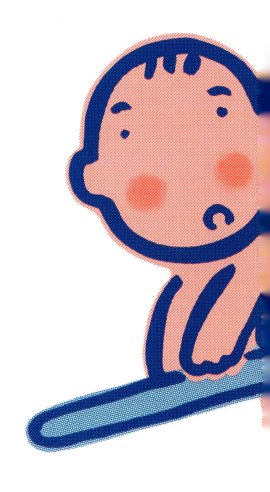
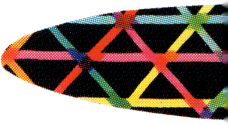

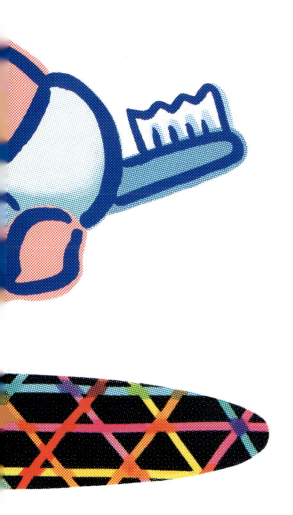
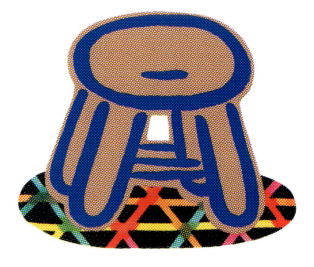

おやおや
こんどは
なにを
してるのかな。

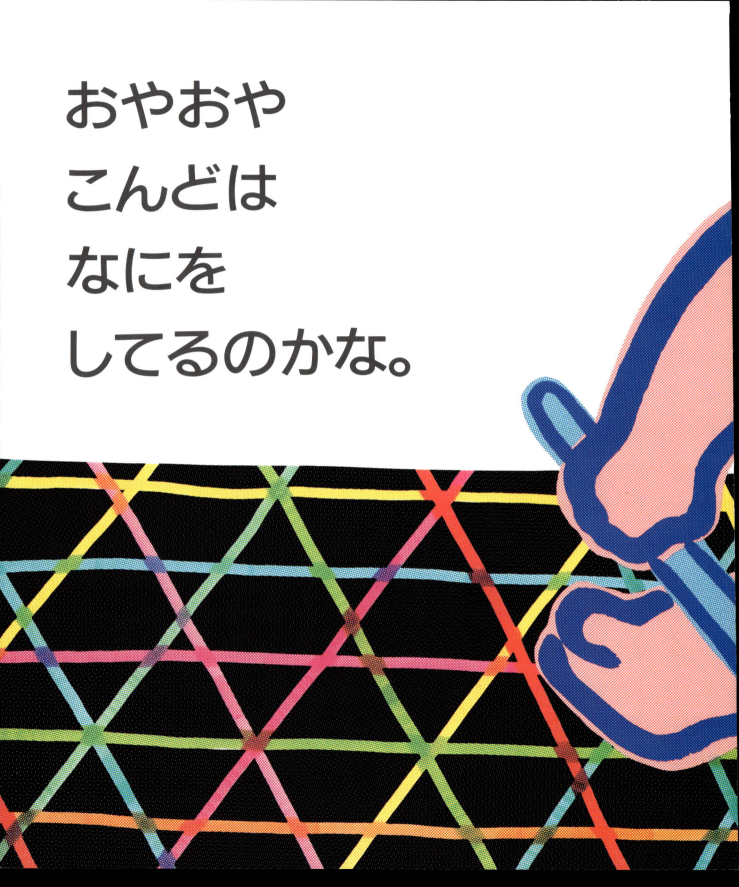

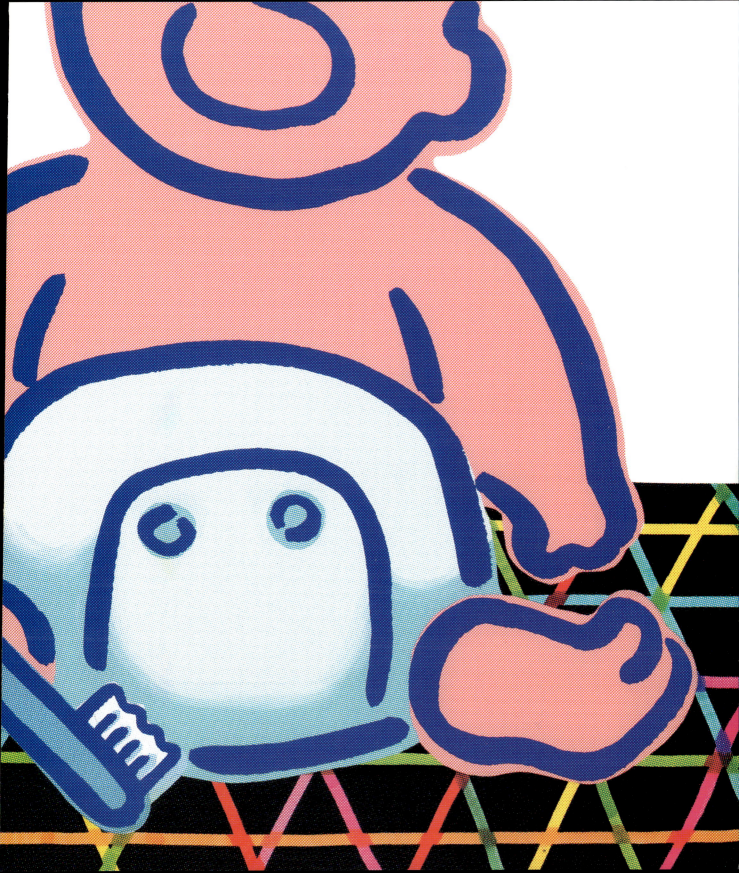

あらあら
じろうくん
ねちゃったよ
ぐうぐう ぴー。

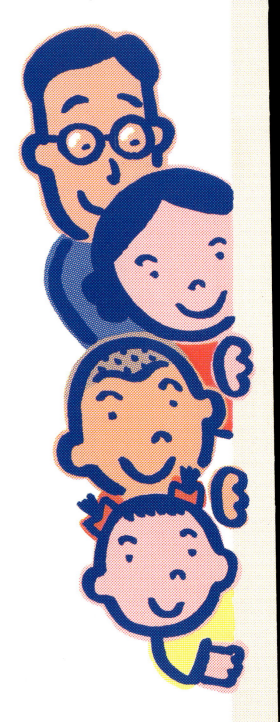
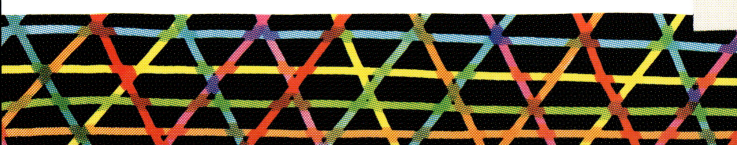

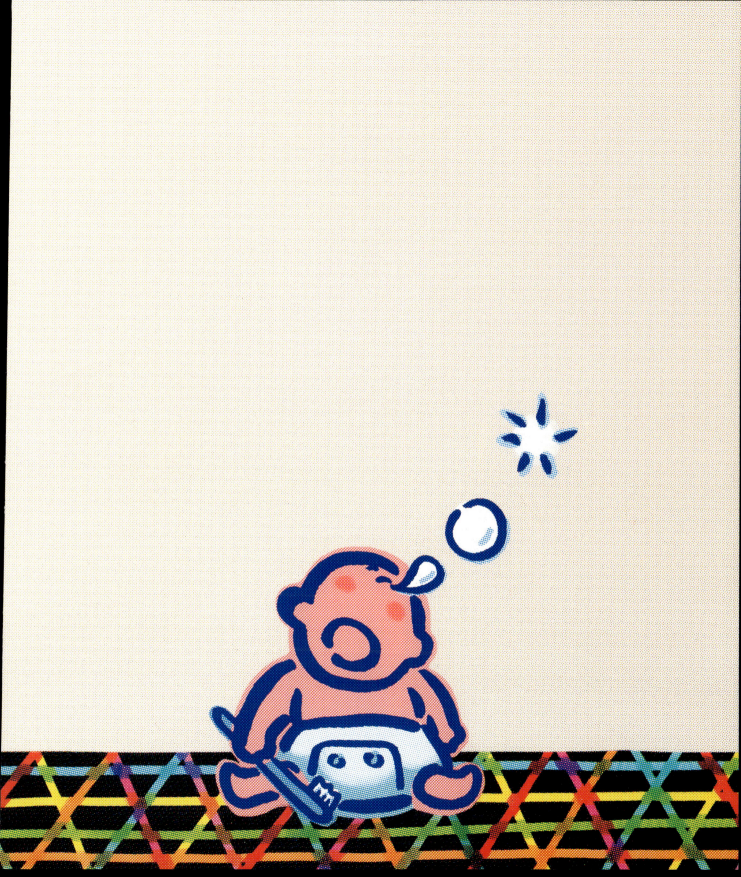

おかあさん、おとうさんへ

丸森 賢二
（丸森歯科医院院長）

　歯が2本生えてくると、笑顔が一段とかわいらしくなります。

　これを見ると、こどもが成長したという実感をもつことでしょう。そして、この歯をむし歯にしたくないとみんな思います。

　でも、こどもは歯みがきが大きらいです。2歳半ごろまでは、他人に磨かせません。いやがるのを無理に押さえつけて磨くと、ますます歯みがきがきらいになってしまいます。自分ではなめて遊んでいるのに、磨いてやろうとするといやがるのです。

　実は、このころのむし歯予防は、歯みがきではなく、食べる物の選択と後の歯みがきへの慣れをねらって行なうのです。

　食べ物での予防とは、甘いものを遠ざけることです。おかあさんが甘いものを大すきだと、はやばやと食べさせてしまいます。こんなにおいしいものを食べさせてあげないなんてかわいそう、と思うからでしょう。

　でも、この時期にやっておかなければならないもっと大切なことがあるのです。それは、なんでもおいしいと思って食べる味覚を育てることです。このときの味覚が一生つづくといわれています。

　甘い味を先に憶えてしまうと、他の味をおいしく思わなくなってしまいます。とくに野菜を食べないこどもが大勢います。甘い味をおぼえるのはあとまわしにした方が、こどもは幸福です。

　このような姿勢をもちながら、後の歯みがきの習慣化に向けて、歯ブラシへの慣れをはかるのが大切になります。

　この本でこどもに歯ブラシをもたせて遊んでいるのは、3歳になるといろいろなものを食べるので、歯みがきが必要になります。そのときに備えて、準備しているわけです。ときにはおかあさんとのスキンシップとしてのねかせみがきもやってあげてください。

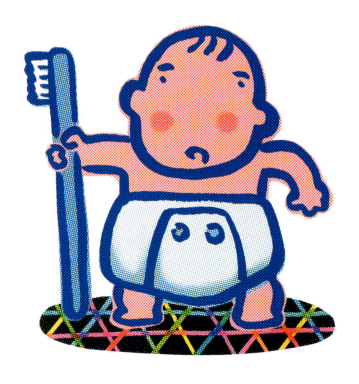

| 監 修 | 丸森 賢二（まるもり けんじ） |

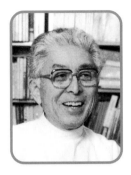

1921年札幌生まれ。東京歯科医学専門学校卒業。1958年より横浜市にて歯科医院開業、現在に至る。歯科医師、歯科衛生士の口腔衛生への指導的立場にある横浜臨床座談会のメンバー。歯みがき指導についての編・著書多数。

| 絵と文 | 北村 治（きたむら おさむ） |

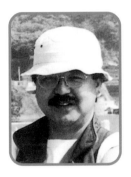

1950年東京生まれ。東京芸術大学美術学部工芸科ヴィジュアルデザイン専攻卒業。ライオン（株）制作部を経て、1982年よりイラストレーターとしてフリーで活躍。1987年講談社出版文化賞さしえ賞受賞。

新装版　クイント はみがき えほん〈I〉　**ああ いそがしい**

2016年1月10日　第1版第1刷発行

監　　修　　丸森 賢二
絵　・　文　　北村　治
発　行　人　　佐々木一高
発　行　所　　クインテッセンス出版株式会社
　　　　　　東京都文京区本郷3丁目2番6号　〒113-0033
　　　　　　クイントハウスビル　電話(03)5842-2270(代　表)
　　　　　　　　　　　　　　　　(03)5842-2272(営業部)
　　　　　　web page address　http://www.quint-j.co.jp/

印刷・製本　　サン美術印刷株式会社

©2016　クインテッセンス出版株式会社　　　　禁無断転載・複写
Printed in Japan　　　　　　　　　　　　落丁本・乱丁本はお取り替えします
　　　　　　　　　　　　　　　　　　　　ISBN978-4-7812-0472-7　C3047

定価は表紙に表示してあります